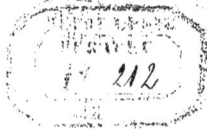

LE
SPRAY PHÉNIQUÉ

DANS

LA THÉRAPEUTIQUE CHIRURGICALE

PAR

L. FLAMENT

DOCTEUR EN MÉDECINE

Ancien Médecin de la marine

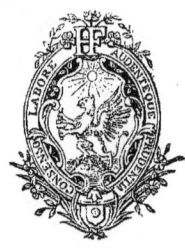

MONTPELLIER

IMPRIMERIE CENTRALE DU MIDI

(HAMELIN FRÈRES)

—

1888

LE
SPRAY PHÉNIQUÉ

DANS

LA THÉRAPEUTIQUE CHIRURGICALE

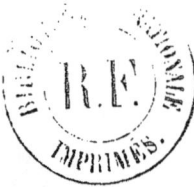

PAR

L. FLAMENT

DOCTEUR EN MÉDECINE

Ancien Médecin de la marine

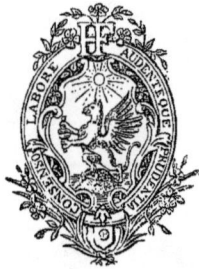

MONTPELLIER

IMPRIMERIE CENTRALE DU MIDI

(HAMELIN FRÈRES)

—

1888

A LA MÉMOIRE

DE MON PÈRE ET DE MA MÈRE

A MA FEMME

A MON FILS CAMILLE

A MA GRAND'MÈRE

MADAME D. MAUCRON

A MA SŒUR ET A MON BEAU-FRÈRE

MONSIEUR ET MADAME HY

A MES BEAUX-PARENTS

MONSIEUR ET MADAME MÉZIÈRES DE LÉPERVANCHE

A MA TANTE

MADAME ROUTIER DE GRANVAL

A MA BELLE-SŒUR ET A MON BEAU-FRÈRE

MONSIEUR ET MADAME C. MONTIGNAULT

A MA BELLE-SŒUR ET A MON BEAU-FRÈRE

CÉCILE ET DIDIER MÉZIÈRES DE LÉPERVANCHE

L. FLAMENT.

A MON PRÉSIDENT DE THESE

MONSIEUR LE PROFESSEUR DUBRUEIL

Chevalier de la Légion d'honneur

A M. LE PROFESSEUR AGRÉGÉ FORGUE

Médecin Aide-Major au 2e Régiment du Génie

A MON EXCELLENT AMI

LE DOCTEUR LARDY

L. FLAMENT.

1

INTRODUCTION

A peine découvert par Runge et Laurent, l'acide phénique fut considéré comme un désinfectant énergique sur lequel Bayard et Dumas, il y a déjà quarante-cinq ans, attirèrent vivement l'attention du monde médical. Depuis Lister, et malgré quelques discussions sur le degré de sa valeur antiseptique, cet agent a joui d'une notoriété peu commune et d'une vogue non encore démentie.

Il n'est pas de forme sous laquelle on n'ait songé à utiliser l'acide phénique; il est peu de maladies qui, à un moment donné, n'en aient paru justiciables, sans parler des innombrables préparations ou spécialités dans lesquelles il entre sous une forme plus ou moins déguisée. On l'a employé à l'état de nature: 1° pour le lavage ou l'immersion des plaies (solutions à titres variables); 2° en applications topiques (compresses phéniquées, coton phéniqué, solutions caustiques); 3° en injections hypodermiques: Trélat et Verneuil, en particulier, l'ont préconisé sous cette forme dans le traitement de la pustule maligne; 4° en pulvérisations: c'est l'application sur laquelle nous allons insister; 5° enfin, à l'intérieur, l'acide phénique a paru jouir, dans certaines affections médicales et chirurgicales (septicémie, fièvre typhoïde, variole, pneumonie, etc.), de propriétés antiseptiques générales sur lesquelles nous ne nous étendrons pas.

Nous tenons, dès le début, à bien délimiter notre sujet. Les pul-

vérisations phéniquées dont nous allons nous occuper ont reçu de
nombreuses applications : Lister, à l'origine, en faisait un accessoire
obligé de toute opération ; d'autres ont voulu y voir, non-seulement
un moyen prophylactique de toute complication opératoire, mais encore un moyen curatif de certaines affections chirurgicales. Enfin la
thérapeutique médicale elle-même a voulu tirer parti des vapeurs car-
boliques, et les derniers numéros du *Bulletin de thérapeutique* (15 septembre et 15 octobre 1888) consacrent plusieurs articles au traitement
de la diphthérie par les pulvérisations phéniquées, d'après la méthode
du docteur Renou (de Saumur).

Nous n'avons pas la prétention d'envisager notre sujet à un point
de vue aussi vaste. Nous négligerons entièrement le côté médical de
la question, sur lequel nous ne possédons aucune expérience person-
nelle, pour nous occuper seulement de ses applications chirurgicales ;
nous serons bref sur ce que l'on peut appeler le *spray opératoire*, qui
tend à être abandonné aujourd'hui. Le but principal de notre travail
sera de démontrer les avantages du spray, comme moyen préventif
des complications opératoires dans certains cas déterminés, et de résumer les discussions récentes sur l'utilité des pulvérisations phéniquées dans le traitement curatif de certaines affections.

Il semblerait, au premier abord, que le titre suivant : *du Spray comme
moyen de pansement*, eût pu convenir à cette thèse ; nous l'avons
rejeté comme insuffisant. Le mot de *pansement*, pris dans son accep-
tion la plus générale, est défini par Guyon « une opération chirurgicale qui a pour but de protéger une plaie et de lui assurer les conditions les plus favorables pour la conduire à la guérison. » Or les der-
nières communications de l'Académie de médecine ont trait justement
à l'utilisation du spray dans des cas où la présence d'une plaie fait
défaut et dans un but, non plus préventif, mais curatif. Le titre plus
général que nous avons choisi paraît répondre à toutes les exigenc es :

IX

, un pansement rentre évidemment dans le cadre de la thérapeutique chirurgicale. Les récents travaux de M. le professeur Verneuil trouvent leur place dans cette étude.

Nous diviserons notre sujet en deux parties :

Dans un premier chapitre sera fait l'historique de la question, dans lequel rentreront pour mémoire les travaux de M. Verneuil.

Le second chapitre sera consacré à la relation des cas que nous avons observés et à une critique générale de la méthode des pulvérisations phéniquées.

Toutes les observations que nous rapportons ont été recueillies à l'hôpital Saint-Éloi de Montpellier, dans le service de la clinique chirurgicale.

M. le professeur agrégé Forgue, qui suppléait, pendant quelques mois, M. le professeur Dubrueil, nous a inspiré le sujet de cette thèse et nous a autorisé à publier les observations que nous avons prises dans son service. Qu'il nous permette de lui en témoigner ici toute notre reconnaissance.

Nous ne saurions trop remercier M. le professeur Dubrueil de l'insigne honneur qu'il nous a fait en voulant bien accepter la présidence de cette thèse.

Nous présentons aussi aux Maîtres de cette Faculté nos sentiments de profonde gratitude pour l'enseignement que nous en avons reçu et l'accueil bienveillant que nous avons toujours trouvé auprès d'eux.

LE

SPRAY PHÉNIQUÉ

DANS LA THÉRAPEUTIQUE CHIRURGICALE

CHAPITRE PREMIER

HISTORIQUE

La pratique du traitement des plaies ou inflammations diverses par
l'immersion des régions malades dans un milieu liquide ou gazeux
n'est pas de date récente. Il y a longtemps que Liston traitait les pansements au cérat et à la pommade de « pansements sales, abomina-
bles, révoltant la nature et le sens commun. » Avant lui encore,
Josse (d'Amiens), Bérard, Malgaigne, Langenbeck (de Berlin), en
1839, Valette (de Lyon), en 1855, avaient empiriquement reconnu les
avantages de la balnéation chaude continue. Les pansements gazeux
trouvaient aussi des défenseurs. Lecomte et Demarquay préconisaient
les bains d'acide carbonique ; Laugier, les bains d'oxygène ; Bouisson
(de Montpellier), la ventilation des plaies. C'étaient là des progrès,
précurseurs des méthodes actuelles ; mais ces efforts restèrent stériles,
ces méthodes n'entrèrent pas définitivement dans la pratique courante,

parce qu'il leur manquait la sanction du raisonnement, une idée-mère dirigeante.

Cette idée-mère fut fournie par Pasteur ; la merveilleuse notion des infiniment petits à l'origine des états pathologiques servit de base solide aux méthodes antiseptiques, et, dans l'espèce qui nous occupe, à l'antisepsie chirurgicale. Le pansement occlusif d'Alphonse Guérin, et l'emploi, recommandé par Lister, des agents antiseptiques, eurent tous deux leur raison d'être.

Lister a eu l'immense mérite d'ériger en méthode le traitement antiseptique des plaies par l'acide phénique employé sous forme de solutions et de vapeurs. Certainement, avant lui, l'acide phénique avait fait son apparition dans la thérapeutique chirurgicale : le coaltar de Corne et Demeaux était expérimenté, en 1859, par Velpeau ; l'émulsion de coaltar saponiné de Le Bœuf recevait les éloges de Beau ; Lemaire et Déclat, en 1860, se servaient fréquemment de solutions phéniquées ; Tillaux, et bien d'autres encore, utilisaient fréquemment les propriétés antiputrescibles du phénol. Mais il faut arriver à Lister (1868) pour voir énoncer nettement la méthode et son principe. Le chirurgien d'Edimbourg aspire à obtenir la réunion immédiate des plaies et recherche les causes susceptibles d'y mettre obstacle ; pour lui, trois causes peuvent l'empêcher : 1° l'excès de tension des tissus ; 2° l'irritation directe des tissus vivants et la présence d'un corps étranger ; 3° l'irritation directe par l'atmosphère chargée de germes. Cette dernière cause était la plus importante ; c'est contre elle qu'il dirige sa thérapeutique ; c'est elle qu'il combat en traitant les plaies par les antiseptiques.

Point n'est besoin de rappeler ici les détails du pansement de Lister ; mais, ce qu'il importe de dire, c'est que la chirurgie d'outre-Manche insiste avec véhémence sur la valeur germinicide de l'acide phénique ; toutes les pièces du pansement sont phéniquées ; la plaie est lavée préalablement avec une solution phéniquée ; enfin l'auteur insiste sur l'importance des pulvérisations phéniquées au cours de l'opération et des pansements.

Le spray opératoire, sur lequel nous nous sommes promis de ne pas insister, a été fortement battu en brèche; il est aujourd'hui abandonné par bon nombre de chirurgiens. Les principaux reproches qu'on peut lui adresser sont consignés dans la thèse de Cotton(1), dont nous empruntons les conclusions :

I. Les partisans convaincus de la pulvérisation n'ont pas encore prouvé d'une façon péremptoire sa valeur, soit au point de vue chimique, soit au point de vue mécanique; les brillants résultats opératoires obtenus par les chirurgiens qui ont osé opérer sans spray prouvent aussi que la preuve de son utilité clinique n'est pas encore faite.

II. Le spray présente des inconvénients nombreux et indéniables : 1° il incommode les chirurgiens et les aides, les expose aux refroidissements ; 2° il exige l'emploi d'instruments coûteux, difficiles à entretenir, etc.; 3° son usage n'est pas praticable pour les chirurgiens militaires en temps de guerre; il ne l'est pas davantage pour les médecins de campagne et, en général, pour tous les praticiens livrés à leurs propres ressources.

III. Il expose les malades, surtout ceux qui sont affaiblis par la maladie ou la durée de l'opération, à divers accidents: 1° au refroidissement, puis à la bronchite, à la pneumonie, etc.; 2° à la résorption carbolique, surtout quand le péritoine a été mis à découvert.

IV. La pulvérisation peut, dans tous les cas, excepté peut-être dans les ovariotomies, être remplacée par la simple irrigation.

De toutes ces conclusions, retenons simplement ce fait que la pulvérisation phéniquée, *au cours des opérations*, présente des inconvénients nombreux, en regard d'avantages problématiques. Nous allons voir que le spray, employé comme moyen de traitement des plaies et de certaines affections chirurgicales, donne des bénéfices tels qu'il est permis de négliger quelques effets désavantageux, auxquels il est d'ailleurs possible de parer dans certaines limites.

(1) Cotton, *de la Pulvérisation dans le traitement antiseptique* (Thèse de Lyon, 1881).

2

C'est Verneuil (1) qui, le premier, a eu l'idée d'utiliser les vapeurs phéniquées dans la thérapeutique des plaies opératoires, et son nom se retrouve à tout instant dans la bibliographie, d'ailleurs restreinte, relative à cette question.

Dans un premier mémoire paru en 1874, utilisant, d'un côté, la vogue toujours croissante de l'acide phénique, qui détrône l'alcool dans les pansements, et, d'un autre côté, la tendance régnante, à cette époque, de laisser les plaies ouvertes, Verneuil propose sa méthode :

« Aussitôt l'opération finie et le sang arrêté, dit-il, je recouvre la plaie et ses bords d'une série de petites pièces de grosse mousseline à cataplasmes, juxtaposées comme les fragments d'une mosaïque et imbibées d'eau ; elles sont si souples qu'elles s'appliquent exactement sur toutes les anfractuosités de la surface saignante et y adhèrent intimement. On applique, sur cette couche mince et perméable, des plumasseaux de charpie trempés dans un liquide antiseptique (eau alcoolisée, phéniquée ou camphrée) et formant une couche de quelques centimètres d'épaisseur. Par-dessus s'étale une pièce d'ouate assez épaisse, puis un morceau de taffetas gommé, et enfin un bandage contentif, aussi simple que possible (mouchoirs de Mayor, bandages de corps, etc.). Plusieurs fois, dans la journée, on soulève toutes ces pièces stratifiées, jusqu'à la charpie exclusivement, et l'on imbibe cette dernière du fluide désinfectant avec une cuiller, une éponge, un pinceau de blaireau, ou mieux encore *avec un pulvérisateur ;* on remplace ensuite les couches extérieures.

» Dès le lendemain ou le surlendemain, au plus tard, on peut, sans irriter la plaie, qui est protégée par la mousseline, et sans causer la moindre douleur, enlever la première charpie et la renouveler entièrementtous les matins. Le quatrième jour, la mousseline elle-même, imprégnée de pus, se détache sans peine de la couche granuleuse qui, d'ordinaire, à cette époque, est entièrement fermée ou à peu près.

(1) Verneuil, *des Névralgies traumatiques secondaires précoces,* in *Arch. gén. de médecine,* 1874 (6e série, t. XXIV, p. 550).

Je recommande surtout les pulvérisations répétées, qui sont très-agréables aux opérés et qui réalisent efficacement la désinfection sans mouiller trop les alentours de la peau et les couches extérieures du pansement. La ouate et le taffetas gommé entretiennent une humidité très-favorable à la plaie. »

En 1875, Verneuil (1) publie le cas d'une jeune fille chez laquelle il a pratiqué une amputation de jambe au tiers supérieur; au troisième jour, le moignon devenait le siége d'une inflammation phlegmoneuse qu'il traitait par la pulvérisation antiseptique. La cuisse étant placée sur un coussin dans l'abduction et la rotation en dehors, il faisait écarter les lèvres de la plaie et projeter sur celle-ci des vapeurs phé-niquées à 2 pour 100, pendant quelques minutes, puis recouvrait le moignon d'une couche de tarlatane surmontée de charpie trempée dans l'eau phéniquée à 2 pour 100; toutes les deux heures, la pulvérisation était renouvelée. Le traitement fut continué jusqu'à ce que la malade se trouvât hors de danger. « Si l'on avait écouté la patiente, dit l'auteur, on aurait, sans relâche, pratiqué l'irrigation ou la vapeur anti-septique. »

Dans le même travail, l'éminent chirurgien rapporte un cas d'amputation de jambe à la partie supérieure, avec sphacèle du grand lambeau, dû à la ligature préalable de la poplitée; grâce à la pulvérisation phéniquée prolongée, la gangrène se limita rapidement sans développement d'accidents généraux, sans inflammation ni douleur ; dix jours après, le lambeau gangrené se détachait et la plaie granulait sans encombre.

En 1877, M. Verneuil (2) présente à l'Académie de médecine un homme, ayant subi une désarticulation de la cuisse, qui n'a dû son salut qu'aux pulvérisations détersives.

En 1881 (3), il présente à la Société de chirurgie un cas analogue :

(1) Verneuil, *Mémoires de chirurgie,* t. II, p. 489.
(2) Id., *Bulletin de l'Académie de médecine,* 1877.
(3) Id., *Bulletin de la Société de chirurgie,* 1881, p. 626.

il s'agit d'un jeune homme auquel il a pratiqué la désarticulation de la hanche pour une récidive d'ostéo-sarcome du fémur avec envahissement des ganglions inguinaux. La plaie opératoire est traitée par le pansement antiseptique ouvert et la pulvérisation phéniquée prolongée ; la face et le tronc étant protégés par un drap formant rideau, on dirige, deux ou trois fois par jour, le jet du vaporisateur sur la surface découverte de la plaie. La guérison est rapide et exempte de complications. L'auteur vient, à cette époque, de remplacer le pulvérisateur de Richardson, dont il avait fait usage jusqu'alors, par le pulvérisateur à vapeur de M. Lucas-Championnière.

Un nouveau Mémoire de Verneuil (1), publié en 1883, constitue le travail d'ensemble le plus complet de l'auteur sur le sujet en question. Ce travail est riche en faits démontrant la valeur des pulvérisations phéniquées. Nous signalerons plus particulièrement les suivants : « Dans un cas, il s'agissait d'une tumeur fibro-plastique de la paroi thoracique, du volume d'une tête d'enfant, à si large base qu'après l'ablation il restait une surface saignante d'au moins 16 ou 18 centimètres dans ses divers diamètres. » « Le second était bien plus grave encore. Je dus, pour extirper complétement une tumeur ulcérée du cou, enlever en entier le muscle sterno-cléido-mastoïdien, réséquer toute la veine jugulaire interne et dénuder dans la plus grande partie de leur étendue les trois carotides. L'asepsie absolue d'une plaie si énorme était la seule garantie contre les fusées purulentes et les hémorrhagies secondaires ; aussi ne trouvai-je rien de mieux que le spray pour satisfaire à une indication si impérieuse. Le succès fut complet ; il n'y eut pas le moindre accident, et le malade quitta mon service sans avoir eu d'autre mouvement fébrile que celui qui succéda à une amygdalite survenue dans le cours de la seconde semaine. »

Nous citerons encore un cas de fracture de la rotule avec plaie pénétrante du genou par coup de pied de cheval et arthrite suraiguë qui nécessita le drainage de l'articulation ; la pulvérisation phéniquée dut

(1) Verneuil, *Archives générales de médecine*, 1883, 3ᵉ série, t. II, pp. 1 et 138.

être continuée pendant soixante-cinq jours ; le malade guérit par an-
kylose du genou dans l'extension ; — une amputation de jambe en
pleine lymphangite, au cours d'un état général grave ; — une amputation de cuisse suivie de fusées purulentes au voisinage de la plaie et
d'hémorrhagies secondaires ; — enfin deux autres cas où les pansements de Lister et de Guérin avaient complétement échoué : une amputation de jambe chez un homme de cinquante ans, pâle et chétif; une
résection anaplastique du genou chez une femme âgée et mal por-
tante.

M. Verneuil reconnaît toutefois que sa méthode n'est et ne doit
être qu'une méthode d'exception, applicable à des cas spéciaux et réa-
lisant des conditions déterminées. Pour les plaies ordinaires, il reconnaît que les pansements antiseptiques, secs et humides, sont plus sim-
ples, plus expéditifs, et à ces deux titres méritent à coup sûr la préférence.

Les plaies récentes ou anciennes, qui lui paraissent justiciables de sa
méthode, sont : les plaies contuses laissées sans soin pendant quelques
heures ; les plaies enflammées ou gangréneuses ; les plaies suppurantes, étroites et profondes, avec rétention des produits de sécrétion ;
les plaies non susceptibles de réunion ou réunies sans succès ; les
plaies du membre inférieur (ulcères, plaies contuses, phlegmons, gangrène diabétique, fractures compliquées, plaies articulaires) méritent
une mention spéciale. Dans cette région si exposée aux blessures et
aux plaies, dit M. Verneuil, le spray prolongé rend presque autant de
services que le bain antiseptique au membre supérieur.

Dans les brûlures également, surtout dans les brûlures larges, profondes et datant de quelques jours ou de quelques semaines, la vapeur
phéniquée exerce, de la manière la plus heureuse, ses propriétés anes-
thésiques et antiphlogistiques directes, et en conséquence sa puis-
sance antipyrétique. M. Verneuil recommande d'appliquer, dans l'intervalle des pulvérisations, sur les parties affectées, des compresses
de mousseline pliées en plusieurs doubles et imbibées d'une solution
phéniquée à 1 ou 2 p. 100. On évite de la sorte les suppurations pro-

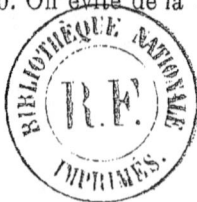

longées et les stéatoses viscérales qui en sont si souvent la conséquence.

Enfin, l'auteur rapporte dans ce Mémoire ses premiers essais sur
l'action favorable du spray dans les cas d'érysipèle et de lymphangite
traumatique.

Passant ensuite à l'étude des effets locaux et généraux des pulvérisations, l'auteur apprécie de la façon suivante les avantages du spray :
les plaies se détergent vite et cessent d'être douloureuses, les téguments restent souples, la température axillaire est bien vite ramenée
à 38° ou 37°, et le malade éprouve un bien-être tel, qu'il voit toujours
avec regret s'éloigner la pulvérisation. Jamais il n'a observé d'accidents locaux déterminés par l'action topique de l'acide phénique ;
quant aux accidents généraux imputables aux pulvérisations, ils se ré-
duisent, dans la pratique de M. Verneuil, à un cas de congestion pul-
monaire provoqué par les vapeurs du spray chez un jeune homme atteint d'abcès fistuleux de la paroi thoracique.

Enfin, étudiant minutieusement le *modus agendi* des pulvérisations, M. Verneuil conseille l'emploi du pulvérisateur à vapeur, l'usage
d'une solution phéniquée à 1 ou 2 p. 100, la mise en pratique de précautions diverses pour éviter les refroidissements, la prolongation des
séances pendant deux ou trois heures et leur répétition trois fois dans
la journée.

Quant au mécanisme intime de l'action des vapeurs phéniquées, l'il-
lustre clinicien admet qu'il consiste dans la destruction locale du poi-
son septique dans la plaie ; on met ainsi un terme à son absorption :
les microbes ne peuvent plus franchir les parois du foyer traumatique,
et la colonne parasitaire, imprudemment engagée dans le torrent circulatoire, périt faute de renforts.

Aux termes de ce Mémoire, que nous avons cru, vu son importance,
devoir résumer avec quelque détail, M. Verneuil déclare qu'il emploie la pulvérisation prolongée avec confiance et qu'il la considère
comme un des procédés les plus précieux de la grande méthode antiseptique.

L'année suivante, en 1884, un élève de M. Verneuil, Charles (1), consacrait à l'étude des pulvérisations phéniquées sa thèse inaugurale et apportait à l'appui des théories de son Maître 14 observations, dont 5 relatives à des cas d'érysipèle.

Infatigable à poursuivre la démonstration des avantages de sa méthode, M. Verneuil (2) a publié, en 1885, dans le *Bulletin de thérapeutique*, une leçon clinique consignée également dans ses *Mémoires de chirurgie*, sur l'emploi de la pulvérisation antiseptique dans le traitement de l'érysipèle et des brûlures étendues : dans 14 cas, la pulvérisation phéniquée prolongée a permis de maîtriser rapidement l'érysipèle et d'amener la chute de la température, sauf dans un cas où sa marche a été tellement envahissante, que rien n'a pu l'arrêter. Quant aux brûlures, elles retirent de la pulvérisation prolongée des résultats plus avantageux que n'en donnent les bains prolongés.

La question de l'emploi des pulvérisations dans l'érysipèle est intermédiaire entre celle du traitement des plaies par le procédé dont nous venons d'étudier l'histoire et une autre grande application de la méthode des pulvérisations que M. Verneuil a cherché tout récemment à établir. Tant qu'il ne s'agissait que du traitement des plaies, on pouvait admettre que le spray n'exerçait qu'une action directe sur les micro-organismes du foyer extérieur, et que la cohorte intérieure, désormais privée de secours, s'éteignait bientôt à son tour. Mais, du moment qu'une maladie générale, comme l'érysipèle, pouvait être favorablement influencée par le même moyen, en l'absence même d'une solution de continuité des tissus, on pouvait conclure que la substance antiseptique n'exerçait pas seulement une action locale, mais aussi une action générale, pénétrait par conséquent dans la circulation, et, de plus, que l'agent antizymotique transporté par les vapeurs avait

---

(1) Charles, *des Pulvérisations antiseptiques prolongées dans le traitement de quelques affections chirurgicales* (Thèse de Paris, 1884, no 236).

(2) Verneuil, *Bulletin de thérapeutique*, 28 février 1885, p. 145; *Mémoires de chirurgie*, t. IV, p. 737.

la propriété de pénétrer par effraction dans le torrent circulatoire à travers une peau saine en apparence. Ce paraît être une transition naturelle entre les applications premières de la méthode de M. Verneuil et la méthode nouvelle récemment présentée par lui à l'Académie (1), du traitement du furoncle et de l'anthrax par les pulvérisations phéniquées.

Le 17 janvier 1888, M. Verneuil présentait à l'Académie de médecine un travail qui a fait grand bruit et a provoqué une discussion mémorable ; nous nous permettons de résumer ici le mémoire et la discussion qui a suivi sa lecture.

M. Verneuil, poursuivant sa constante préoccupation de fournir des moyens et des documents à la chirurgie conservatrice, avait, jusqu'à ces derniers temps, donné la préférence, dans le traitement de l'anthrax, aux incisions radiées au thermocautère sur l'extirpation, le curage et autres moyens, dits radicaux, préconisés par les chirurgiens. Aujourd'hui, il emploie exclusivement la pulvérisation phéniquée contre les anthrax petits, moyens et grands, diabétiques ou non, douloureux ou indolents, encore fermés ou déjà largement ouverts par sphacèle spontané ou par action chirurgicale. Le point de départ de cette pratique est la démonstration de la nature microbienne (nature identique dans les deux cas) du furoncle et de l'anthrax. Pour les anthrax petits et moyens qui guérissent facilement, sans tendance à la diffusion, les résultats ont été excellents et bien supérieurs, au point de vue de la sédation des souffrances, à tous les autres moyens proposés. L'auteur rapporte, entre autres observations, le cas d'un agrégé de l'École chez lequel, sous l'influence du spray phéniqué, un volumineux anthrax de la lèvre, l'espèce la plus douloureuse, est entré en résolution moins de quarante-huit heures après le début du traitement. Quant aux anthrax volumineux, ils sont, eux aussi, justiciables, au début, de la pulvérisation antiseptique qui peut enrayer leur marche ;

(1) *Bulletin de l'Académie de médecine*, 17 janvier, 24 janv., 31 janv., 7 février 1888 ; 3ᵉ série, t. XIX, pag. 57, 114, 147, 185.

mais l'efficacité du spray germinicide est, dans les cas de ce genre, moins constante et on doit quelquefois lui adjoindre la cautérisation ignée.

Quant au furoncle, il n'est pas moins utile de trouver pour lui une thérapeutique abortive, d'abord à cause des douleurs souvent intenses qui accompagnent son développement et surtout à cause des auto-inoculations qui peuvent perpétuer chez un individu les ·manifestations de l'affection furonculeuse.

M. Verneuil emploie, comme appareil, le pulvérisateur à alcool et la solution phéniquée à 2 pour 100. Pour traiter les anthrax volumineux et encore fermés, il conseille les machines puissantes comme celles, par exemple, dont on fait usage dans les opérations pour produire le spray en abondance; la quantité de vapeur est de la sorte plus grande et, surtout, la force de pénétration dans la peau plus considérable. Pour les anthrax, petits et moyens, les petits pulvérisateurs à alcool qui fonctionnent pendant vingt-cinq minutes et sont d'un prix peu élevé suffisent largement.

M. Verneuil place l'appareil à 25 ou 50 centimètres de la peau et n'interpose aucun tissu entre celle-ci et les vapeurs. Généralement deux heures de pulvérisation par jour, réparties en trois ou quatre séances au gré du patient, procurent aux malades un soulagement tel que beaucoup demandent des séances plus longues ou plus rapprochées. Sous cette influence, la fièvre tombe, les eschares perdent toute odeur et s'éliminent avec facilité. Plus tard, deux ou même une séance d'une heure ou d'une fraction d'heure suffisent amplement. Dans l'intervalle des pulvérisations, on doit appliquer sur la région envahie des compresses imbibées de solution phéniquée à 2 p. 100.

Deux précautions essentielles consistent: 1° à garantir soigneusement contre le spray les parties voisines de l'anthrax, afin de ne point mouiller ni le malade, ni son lit, ni ses vêtements; 2° à donner au patient une attitude commode pendant la séance, afin qu'il ne ressente point de lassitude et n'éprouve que le bien-être qui est la règle (station ass se, à cheval sur une chaise, dans le cas d'anthrax de la nuque;

3

décubitus latéral avec flexion d'un membre pour les anthrax de la région lombaire ou fessière, position de la taille si le mal siége au périnée ou au voisinage de l'anus).

En regard des avantages qu'il attribue à sa méthode, M. Verneuil fait ressortir les inconvénients du recours d'emblée au bistouri ou au thermocautère et termine son importante communication par les conclusions suivantes :

1° Le furoncle et l'anthrax ne sont que des degrés d'une même maladie infectieuse et sont justiciables des mêmes moyens thérapeutiques.

2° Ceux-ci consistent en actes chirurgicaux et en applications topiques. Les premiers semblaient autrefois indispensables ou pour le moins applicables à la majorité des cas. Les seconds, efficaces tout au plus dans les cas légers, ne jouaient dans le traitement qu'un rôle adjuvant et fort secondaire.

3° C'est l'inverse qui doit être accepté aujourd'hui; l'intervention opératoire, devenue de moins en moins nécessaire, sera réservée pour des cas tout à fait exceptionnels. Au contraire, les topiques antiseptiques, — au premier rang desquels il faut placer les solutions phéniquées et boriquées, — employés d'une certaine manière et en particulier sous forme de pulvérisations prolongées et réitérées, jouissent d'une efficacité remarquable, en même temps qu'elles sont d'une bénignité absolue et d'un maniement très-simple.

4° Les pulvérisations font, à bien peu d'exceptions près, avorter rapidement les furoncles et les petits anthrax; elles arrêtent la marche du mal, dans les cas les plus graves, font d'ordinaire cesser très-vite les douleurs, la fièvre et les accidents généraux; désinfectent les foyers purulents ou gangréneux, hâtent leur détersion et favorisent la formation d'une belle couche de bourgeons charnus.

5° Elles sont applicables dans toutes les régions, à toutes les périodes du mal; elles ne sont jamais nuisibles et à elles seules amènent la guérison dans la grande majorité des cas; elles aideraient puissamment d'ailleurs au succès des moyens chirurgicaux au cas où ceux-ci deviendraient nécessaires.

6° Enfin, elles tendent à prévenir les auto-inoculations extérieures et les phénomènes d'infection générale.

Les séances académiques qui ont suivi la communication de M. Verneuil ont été en partie consacrées à la discussion de sa méthode ; on peut résumer comme il suit les opinions qui ont été émises :

M. Le Roy de Méricourt ne croit pas à l'origine microbienne du furoncle ; pour lui, le spray agit, non pas comme antiseptique, mais comme antiphlogistique et sédatif, par sa poussière d'eau tiède seulement, et peut-être aussi comme anesthésique.

M. Perrin préfère aux pulvérisations phéniquées la balnéation prolongée dans l'eau chaude : en quelques heures, la douleur poignante de l'anthrax disparaît complétement ; la rougeur et la tension de la peau diminuent rapidement ; les irradiations si pénibles le long du plexus nerveux du membre disparaissent et le malade éprouve un bien-être tel, qu'il se résigne difficilement à la quitter. Pendant la nuit, le bain est remplacé par un cataplasme d'empois froid sous lequel le calme continue. Sous l'action de l'eau chaude, il doit s'opérer d'actifs échanges endosmotiques qui ont pour effet d'expurger le terrain de l'anthrax des déchets organiques qui s'y trouvent, ainsi que des germes septiques s'il en existe.

M. Le Fort attribue les bénéfices retirés des pulvérisations phéniquées, moins à une action exercée sur la marche de l'anthrax qu'à l'action anesthésique de l'acide phénique. La chute des eschares, l'expulsion des bourbillons, la guérison de la plaie, se font dans les limites et les conditions ordinaires. Il préfère, contre l'anthrax qui débute, les incisions radiées pratiquées autour, avec un bistouri concave ; ces incisions, qu'il réalise toutes les fois que l'anthrax a de la tendance à la diffusion, doivent être faites, non sur l'anthrax lui-même, mais sur la zone périphérique ; la maladie avorte là où les incisions ont été faites. Quant aux furoncles, il les traite dès le début par une ponction centrale à la lancette ; dans ces conditions, il n'en est pas un qui arrive à la période d'état. L'intervention de l'instrument tranchant n'a d'utilité que contre les lésions au début; c'est alors qu'elle a véritablement des effets abortifs ; contre le furoncle ou l'anthrax suppurés, rien ne vaut le pansement humide en permanence.

M. Verneuil admet, avec MM. Le Fort et Le Roy de Méricourt, l'action anesthésique de l'acide phénique ; l'humidité joue également un rôle, mais cela ne suffit pas : il faut faire intervenir au premier plan une action parasiticide. La balnéation, préconisée par M. Perrin, aurait les mêmes avantages que le spray, à condition d'être antiseptique, si elle était toujours praticable ; or, pour la face, la nuque, les aisselles, etc., il n'en est rien. Quant aux incisions au bistouri, il les proscrit formellement à cause de la douleur qu'elles déterminent et de leurs dangers.

M. Laborde, se basant sur les recherches de Gosselin et les siennes propres, conclut à une action primitivement et essentiellement constrictive de l'acide phénique, s'exerçant énergiquement dans le sens résolutif du processus inflammatoire. Une action analogue appartient à toutes les substances antiseptiques et aussi à l'eau chaude.

M. Trélat ne peut concevoir une action antiseptique quelconque exercée par des vapeurs de solution phéniquée à 2 p. 100 agissant à travers la peau saine ; la faiblesse du titre de la solution ne lui permet même pas d'admettre une action anesthésique ou une action constrictive. Le traitement de l'anthrax doit varier suivant les cas : il est des circonstances, par exemple, où l'incision est une pratique rationnelle et constitue le meilleur moyen de réaliser l'antisepsie de la masse qui, de cette façon, pourra être baignée dans tous les sens par les liquides antiseptiques. Certaines espèces paraissent même justiciables de l'extirpation de la tumeur, conseillée par Broca.

M. Marc Sée soutient également l'usage du bistouri. Il admet, avec M. Verneuil, la nature microbienne identique du furoncle et de l'anthrax. Les furoncles qui constituent l'anthrax naissent les uns des autres et représentent une série de générations d'abord distinctes, mais qui se confondent bientôt en une masse commune en apparence, bien que séparés encore par des cloisons fibreuses plus ou moins complètes appartenant au derme et aux tissus sous-cùtanés. Les auto-inoculations de staphylococcus se font peu à peu à la périphérie de la masse primitive, et tout agent microbicide qui sera employé dans le but d'enrayer l'affection devra, pour exercer efficacement son action, être appliqué sur tous les points de la périphérie.

L'acide phénique employé en pulvérisations ne peut rationnellement remplir ce but ; le jet de poussière phéniquée ne peut certainement pénétrer au centre d'un anthrax volumineux et aller porter l'agent germinicide dans la profondeur des masses indurées. Malgré le soulagement éprouvé par le malade, l'anthrax doit continuer à suivre sa marche habituelle ; il le fait avec moins de fracas, mais sans rémission.

Les incisions sont tout aussi inhabiles à remplir le desideratum, car elles sont sans action appréciable sur la portion périphérique et la plus large des secteurs.

La pratique de M. Laborde est la suivante : il fait, au point le plus déclive de la tumeur, une incision de 2 à 3 centimètres de longueur, introduit dans la masse un bistouri boutonné à l'aide duquel il détache l'anthrax de sa base d'implantation, sans intéresser la peau, lave la cavité au sublimé, la bourre de gaze iodoformée, et attend, en renouvelant chaque jour le pansement antiseptique, l'élimination des parties sphacélées. Aussitôt après l'intervention, la douleur disparaît, la fièvre tombe et la rougeur s'atténue, la tension et la gêne des mouvements sont supprimées.

Les méfaits du bistouri sont antérieurs à notre époque antiseptique ; aujourd'hui, ils témoigneraient d'une antisepsie défectueuse. Le bistouri, manié convenablement, est le moyen de traitement le plus efficace, le plus sûr et le plus expéditif des anthrax graves et volumineux. Quant aux pulvérisations phéniquées, elles ne peuvent convenir qu'aux anthrax de petit volume et n'offrent d'avantages que chez les individus timorés.

M. Hardy rapporte un fait dans lequel la méthode de M. Verneuil lui a procuré un remarquable succès ; il s'agissait d'un anthrax de la lèvre supérieure qui a rapidement guéri par l'emploi des pulvérisations phéniquées. Quant aux furoncles, ils sont souvent sous la dépendance d'une maladie générale, la furonculose, justiciable d'un traitement médical.

M. Labbé revendique, avec MM. Trélat et Marc Sée, les droits de la chirurgie. S'agit-il des anthrax mous, alors que la peau est friable et cède facilement, alors que le bourbillon sort sans peine, il comprend qu'on se contente de la pulvérisation. Mais, en présence des anthrax ligneux comme ceux qui siégent habituellement à la nuque, il doit en être autrement ; l'extirpation, suivant la méthode de Broca, peut seule faire cesser les accidents et empêcher l'extension du mal.

M. Verneuil rapporte en terminant, à l'appui de sa méthode, l'observation d'un diabétique entré dans son service, trois jours auparavant, avec un volumineux anthrax de la nuque (12 centimètres), s'accompagnant de fièvre et de symptômes cérébraux, et chez lequel les pulvérisations phéniquées ont amené, en quarante-huit heures, la cessation complète de la fièvre et des phénomènes généraux.

Tel est le résumé fidèle, concis, mais détaillé, de la discussion académique. Si nous avons autant insisté sur cette controverse, si nous avons rapporté des opinions qui, en certains points, paraissent appartenir à un domaine étranger à notre sujet, c'est qu'à l'occasion du traitement du furoncle et de l'anthrax, les chirurgiens éminents qui ont pris part à la discussion ont fait valoir, les uns et les autres, à peu près tous les arguments que l'on peut donner pour ou contre les pulvérisations phéniquées en général, et les opinions que l'on peut soutenir quant au mécanisme de l'action du spray. Chercher dans un prochain chapitre à édifier, sur les bases les plus éclectiques, une étude critique de la question, ne sera plus désormais qu'une œuvre de synthèse rapide à laquelle nous joindrons le résultat des observations que nous avons prises dans le service de la clinique chirurgicale, à l'hôpital Saint-Eloi, sous la direction de M. le professeur agrégé Forgue.

CHAPITRE II

§ 1. — OBSERVATIONS

(Toutes nos observations ont été prises à l'hôpital St-Eloi de Montpellier, dans le service de la clinique chirurgicale, où M. le professeur agrégé Forgue suppléait M. le professeur Dubrueil.)

Observation Première

(Communiquée par M. Forgue, professeur agrégé)

Erysipèle à point de départ périnéal consécutif à une uréthrotomie interne.— État général grave. — Pulvérisation continue; guérison rapide.

Le nommé V..., âgé de cinquante ans, entre fin juillet 1888 en chambre payante (salle Saint-Jean, n° 6), dans le service de M. le professeur Dubrueil. Il est porteur, depuis plusieurs mois, de nombreux trajets fistuleux du périnée; ces trajets fistuleux sont consécutifs à un rétrécissement très-étroit d'origine blennorrhagique, siégeant au lieu d'élection et en arrière duquel des abcès avec infiltration superficielle d'urine se sont formés à diverses reprises.

A l'examen on constate, au niveau du périnée et de la racine des bourses, l'existence de plusieurs tumeurs de volume variable, dures, lisses, non ulcérées, de nature évidemment inflammatoire, à la surface desquelles viennent s'ouvrir des trajets fistuleux qui livrent passage à la presque totalité des urines; les ganglions de l'aine ne sont pas engorgés. Le malade n'éprouve aucune douleur, mais réclame une intervention qui le délivre à la fois de ses tumeurs, de ses fistules et du rétrécissement.

6 août. — M. le professeur Dubrueil pratique l'uréthrotomie externe sur conducteur filiforme; il incise le rétrécissement, détruit au thermocautère les produits inflammatoires qui entourent les trajets fistuleux et laisse à demeure une sonde en caoutchouc rouge de Nélaton. Le soir, la température est à 38°.

7. — T., 37°5; pas de réaction; la journée de la veille a été excellente, le malade n'a pas souffert, nuit bonne. P., 64; le malade a uriné trois fois seulement à travers sa sonde. Les urines sont foncées, troubles, avec dépôt de mucus.

Le soir, température, 39°5; le malade a éprouvé à trois heures un violent frisson qui a duré deux heures et s'est accompagné de chaleur et de sueurs. L'interne de service a aussitôt changé le pansement, lavé la plaie avec une solution de sublimé et administré à l'intérieur 1 gr. de sulfate de quinine.

8. — T.: matin, 38°; soir, 38°7. Pas de nouveaux frissons; on continue la quinine.

9.— T.: matin, 38°2; le malade a eu hier, dans la soirée, une crise nerveuse à la suite d'une contrariété; il éprouve de la céphalalgie. La langue est sale, il s'est produit des vomissements dans la nuit; la quinine n'a pas été supportée. Localement, il existe une rougeur diffuse autour de la plaie périnéale, sans bourrelet très-net au pourtour; les bourses sont rouges, chaudes, volumineuses; la lymphangite s'étend aux aines et à la plus grande partie du périnée. M. Dubrueil change la sonde à demeure, fait recouvrir les parties envahies avec de l'onguent mercuriel et administre au malade deux verres d'eau de Pullna.

T. : soir, 39°5.

10. — La température se maintient à 39°; pas de nouveaux frissons ; la céphalalgie a disparu ; l'eau de Pullna a provoqué plusieurs selles ; la langue est humide ; le pouls a 104. Régime lacté.

T. : soir, 38°6.

11. — T. : mat., 38°5. La rougeur érysipélateuse s'étend du côté des aines et de l'abdomen ; elle est limitée par un bourrelet assez net. Les bourses et le prépuce sont envahis, les ganglions inguinaux engorgés. L'état général se maintient assez bon. La sonde à demeure est laissée en place.

T. : soir, 39°.

12. — T. : mat., 38°7. Pouls, 100, assez plein. Les bourses sont très-rouges et tuméfiées, la verge de même ; la rougeur s'est encore étendue du côté des aines, qui sont prises en totalité, et de l'anus ; il existe de grosses phlyctènes à la partie supérieure et interne des cuisses. Un bourrelet très-net limite la rougeur. L'état général est subitement devenu grave ; on constate des soubresauts tendineux, de l'agitation, du délire.

T. : soir, 38°7.

13. — T. : mat., 38°5 ; soir, 39°4. Même état.

14. — T. : matin, 38°5 ; le pouls est plein à 100 ; agitation, délire ; il existe des plaques de mortification disséminées. M. le professeur agrégé Forgue, qui supplée M. le professeur Dubrueil, prescrit la pulvérisation phéniquée continue, et à l'intérieur la teinture d'aconit et le vin de quinquina.

T. : soir, 39°4.

15. — T. : mat., 38°5 ; la rougeur a diminué, l'état général n'a pas changé ; on note encore du subdelirium et des soubresauts de tendons ; le malade est agité, veut se lever pour fuir la présence d'ennemis imaginaires. On alterne pendant huit heures, dans la journée, des pulvérisations d'acide phénique et de thymol.

T. : soir, 38°4.

16. — T. : mat., 38°5. L'agitation a diminué, l'intelligence paraît

4

plus nette, mais le malade a de la dyspnée; on constate, à l'ausculta-
tion, une bronchite légère avec quelques râles humides aux bases.
Continuation du spray.

T. : soir, 37°4.

17. — T. : mat., 38°. La rougeur et la tuméfaction ont de la tendance
à diminuer, surtout à gauche; la langue est humide, la respiration
plus facile; la gravité de l'état général s'atténue.

T. : soir, 37°5.

18. — T. : mat., 38°. Pouls, 80, plein et régulier. La rougeur érysipélateuse a presque disparu du côté gauche et diminue du côté droit;
le scrotum est moins tuméfié et commence à se desquamer. Quelques
douleurs à la fin de la miction. Continuation du spray.

T. : soir, 37°5.

19. — T. : matin, 38°3. Il ne reste plus que quelques placards éry-
sipélateux dans la région trochantérienne du côté droit. L'oppression
a disparu. L'état général est bon; il n'y a plus d'agitation ni de délire.
Extrait de quinquina, 4 grammes.

20. — T. : matin, 37°7; pouls, 80; quelques plaques de nécrose superficielle se sont éliminées; la desquamation du scrotum continue:
État général excellent. Continuation du spray.

Les pulvérisations sont continuées les jours suivants, en restrei-
gnant leur durée. Le malade quitte l'hôpital dans les premiers jours
de septembre, ne conservant plus aucune trace de la complication qui a
mis sa vie en danger.

Observation II

Phlegmon de la partie interne de la cuisse gauche. — Pulvérisation phéniquée : atténuation
rapide de tous les symptômes, formation d'un abcès; guérison.

Lio.... (Emmanuel), quarante-trois ans, entre, le 28 août 1888, dans
le service de la clinique chirurgicale (n° 5 de la salle Saint-Eloi, service de M. le professeur agrégé Forgue), pour une inflammation diffuse
de la cuisse gauche.

Le début de l'affection qui l'amène à l'hôpital, remonte à dix jours. Il est impossible de se rendre compte du point de départ de l'inflammation : le malade n'a pas reçu de coup, ne s'est pas piqué, ne présente aucune ulcération du membre inférieur. Il n'a pu marcher depuis l'invasion des lésions et a dû se faire porter pour venir à l'hôpital.

A son entrée, on constate que la face interne de la cuisse gauche est rouge et enflammée; l'inflammation s'étend depuis le pli de l'aine jusqu'au genou; l'uniformité de la rougeur n'est rompue que par la présence de deux cicatrices récentes, traces de la piqûre de sangsues que le malade se serait appliquées lui-même quatre jours auparavant.

Dans la même étendue on trouve de l'induration et de l'empâtement. A la partie moyenne, au centre de ce vaste placard enflammé, on perçoit vaguement une fluctuation profonde. La douleur est vive, spontanée et provoquée. Les ganglions inguinaux ne sont pas engorgés; il n'y a pas de fièvre, l'état général est bon.

Le phlegmon présente les dimensions suivantes : 32 centimètres de longueur et 18 centimètres de largeur.

M. Forgue prescrit la pulvérisation phéniquée (deux séances par jour, de deux heures chacune).

29. — La rougeur est moins intense, mais le placard d'induration conserve ses dimensions primitives. La consistance a quelque peu diminué depuis la veille. Une phlyctène de petit volume s'est produite au niveau du point où l'on croit sentir la fluctuation. L'apyrexie se maintient, les douleurs ont disparu. Continuation du spray.

30. — La rougeur a diminué à la fois d'intensité et d'étendue; le phlegmon ne présente plus que 27 centimètres de longueur sur 14 centimètres de largeur. C'est surtout vers la partie supérieure de la cuisse que se manifeste l'amélioration; à la partie inférieure, l'aspect du membre est resté stationnaire. La fluctuation devient plus nette vers la partie moyenne de la cuisse; la douleur est nulle, mais l'impotence fonctionnelle complète.

31. — Il n'existe plus guère de rougeur qu'à la partie moyenne du membre; quant à l'induration, elle a subi également une diminution

notable et n'existe plus que sur une étendue de 22 centimètres de longueur sur 12 centimètres de largeur ; la tuméfaction et l'empâtement sont surtout sensibles à la partie inférieure de la cuisse. La phlyctène dont il a été question plus haut s'est progressivement agrandie ; la fluctuation profonde est très-nette, mais l'abcès ne détermine ni fièvre, ni élancements douloureux.

1ᵉʳ septembre. — Même état que la veille.

2. — La rougeur a presque entièrement disparu. Une ponction au bistouri dans le point où l'on perçoit la fluctuation permet d'évacuer une assez grande quantité de pus. On continue l'usage du spray.

3. — Le malade est bien, l'empâtement diminue ; de la sérosité purulente s'est écoulée en grande abondance depuis l'incision, que l'on agrandit au bistouri.

4 et 5. — Même état.

6. — La suppuration a beaucoup diminué ; la rougeur et l'empâtement, réduits à d'étroites limites, sont à peine sensibles.

Le spray est dès lors supprimé et remplacé par un pansement à l'iodoforme.

10. — L'empâtement a tout à fait disparu, la rougeur n'existe plus qu'aux abords de l'incision, la suppuration est très-peu abondante.

13. — On enlève le pansement ; il n'y a plus d'écoulement, l'incision opératoire est cicatrisée ; il ne reste plus que de la raideur du membre, dont les mouvements sont difficiles et un peu douloureux.

29. — Le malade sort complétement guéri.

Observation III

Phlegmon périanal ; eschare volumineuse se détachant sans complication sous l'influence des pulvérisations phéniquées. — Guérison.

Aline M..., âgée de seize ans, est couchée au n° 15 de la salle Notre-Dame (service de M. le professeur agrégé Forgue). Cette fille, grosse et vigoureuse campagnarde, a éprouvé, dix jours avant son entrée, à la suite d'un coït anal, une violente douleur au voisinage de l'anus. La douleur, accompagnée de fièvre, devenant de plus en plus vive, elle entre à l'hôpital le 22 août 1888.

Le jour de son arrivée, on constate au pourtour de l'anus l'existence d'eschares volumineuses siégeant de chaque côté et répandant une odeur gangréneuse insupportable. Sur la fesse droite, l'eschare présente une forme irrégulièrement losangique ; les dimensions des deux principaux diamètres sont 10 et 6 centimètres à gauche ; l'eschare offre à droite un aspect analogue, avec dimensions respectives de 9 et 5 centimètres.

Les douleurs sont vives, la sécrétion est abondante, l'odeur fétide ; la langue est saburrale, pas d'appétit. T.: matin, 39° ; soir, 39°.

M. Forgue prescrit la pulvérisation phéniquée prolongée pendant trois heures.

23. — T. : 38°5. L'état local est stationnaire ; l'aspect des eschares n'a pas changé ; on se prépare à les enlever par une opération sanglante, qui est remise au lendemain. Dans la journée, on pratique deux séances de pulvérisation de trois heures chacune.

24. — L'état général paraît s'être légèrement amélioré ; les eschares paraissent en voie d'élimination spontanée, un sillon se creuse entre les parties nécrosées et les tissus sains ; l'odeur fétide a totalement disparu ; la malade a beaucoup moins souffert. L'opération est différée, on continue le spray.

25. — La température, qui la veille au soir était encore à 38°, tombe à 37°4. Pendant la nuit, l'eschare s'est détachée d'un seul bloc et on la retrouve dans les linges du pansement. La malade éprouve un bien-être considérable. Sur la plaie apparaissent de gros bourgeons charnus d'excellent aspect ; la suppuration est assez abondante. Tout autour des eschares, il existe une rougeur assez vive et de l'induration.

Les dimensions des plaies qui succèdent à la chute de l'eschare sont les mêmes que celles que l'ou avait attribuées à l'eschare les jours précédents ; il faut noter, en outre, une profondeur d'un centimètre.

27. — La plaie est recouverte de bourgeons charnus nombreux ; la

suppuration est abondante et de bonne nature ; l'apyrexie est complète; la douleur a beaucoup diminué.

Les pulvérisations sont continuées ; dans l'intervalle des séances, on interpose entre les fesses des plaques de gaze iodoformée.

28. — La nuit a été excellente, la malade a bien reposé; l'appétit est revenu. La plaie bourgeonne; l'induration et la rougeur du pourtour ont diminué.

29. — L'état général est excellent; il n'existe plus que très-peu de rougeur autour de la plaie ; l'induration a presque complétement disparu.

30. — L'induration a complétement disparu sur la fesse gauche, elle persiste encore un peu sur la fesse droite.

31. — Le liseré cicatriciel commence à apparaître.

1er septembre. — Il ne reste plus trace de rougeur ni d'induration au pourtour de la plaie ; celle-ci est couverte de bourgeons charnus de bel aspect. La malade ne souffre nullement; la fièvre n'a pas reparu ; l'état général est excellent. Le spray est remplacé par un pansement à l'iodoforme et à la gaze iodoformée.

La cicatrisation des vastes plaies qui ont suivi la chute des eschares est lente à se produire. La malade quitte l'hôpital le 29 septembre, cinq semaines après son entrée, à peu près guérie et n'offrant plus, dans la région qui a été le siége d'une mortification grave et étendue, qu'une petite plaie de deux centimètres de diamètre environ.

Observation IV

Erysipèle phlegmoneux de l'avant-bras et du bras consécutif à une fracture compliquée de l'humérus.— Traitement par le spray et les scarifications.— Guérison.

Angelo Pag., quarante-huit ans, s'est fracturé l'humérus en tombant d'un mètre de hauteur sur le rebord d'une planche ; la fracture est compliquée de plaies; il est sorti des séquestres. Le blessé entre dans le service de M. le professeur agrégé Forgue (salle Saint-Éloi, n° 13).

11 septembre. — Vers six heures du soir, le malade est pris de fièvre, céphalalgie, subdelirium ; il éprouve une sensation d'endolorisse-
ment de tout le bras.

12.— Apparaît un érysipèle ; la rougeur, limitée par un bourrelet, se
montre à 13 centimètres au-dessus du poignet et remonte jusqu'à 5 centimètres au-dessus de l'articulation du coude. L'érysipèle ne rayonne
pas autour de la plaie du bras, puisque la tuméfaction rouge et douloureuse siége à 7 centimètres au-dessous de la solution de continuité
des tissus ; celle-ci est en pleine suppuration.

13.— M. Forgue prescrit deux séances, de trois heures chacune, de
pulvérisation phéniquée.

T. : soir, 39°6.

14. — T., 39°5 ; la nuit a été agitée, le bras est douloureux, l'érysipèle s'étend.

Les jours suivants, l'état général est stationnaire ; il existe de la
fièvre, de l'agitation, du délire nocturne ; localement, l'érysipèle s'étend
peu à peu.

18. — L'avant-bras s'indurant de plus en plus et l'érysipèle à forme
phlegmoneuse continuant à s'étendre, M. Forgue pratique des scarifications nombreuses et superficielles à la face interne de l'avant-bras.
On continue néanmoins les pulvérisations.

19.— L'érysipèle cesse de s'étendre.

20.— L'état général s'améliore ; localement, l'induration diminue.

22.— La tuméfaction a presque complétement disparu ; il ne reste
plus que de l'induration, qui diminue à son tour.

24.— Il ne reste plus trace de gonflement ; l'induration est presque
nulle ; le bras conserve un peu de raideur dans les mouvements. Le
spray est suspendu.

25. — Le bras est souple, non douloureux ; la suppuration continue
au niveau de la plaie fistuleuse du bras ; l'état local est le même qu'a-
vant la complication.

Le malade quitte l'hôpital le 18 octobre.

Observation V

Lymphangite du membre inférieur.— Hygroma prérotulien.— Pulvérisation phéniquée.—
Guérison rapide.

Henri Const... entre, le 15 septembre 1888, dans le service de la clinique chirurgicale pour se faire traiter d'un hygroma prérotulien, qui a débuté trois jours auparavant, et dont il a notablement aggravé la symptomatologie en faisant à pied 30 kilomètres pour se rendre à l'hôpital.

Toute la région du genou est empâtée, rouge et tuméfiée; on aperçoit à la surface de la partie enflammée cinq petites phlyctènes qui ne tardent pas à se rompre et à suppurer. M. Forgue prescrit le spray phéniqué.

16. — Il existe une lymphangite, ayant pris son point de départ au niveau des petites ulcérations et s'étendant un peu au-dessus et au-dessous du genou. La jambe présente de l'œdème, surtout au niveau de la malléole externe. Avec cela, l'état général est bon, il n'existe pas de fièvre.

17. — La lymphangite s'atténue; l'hygroma lui-même est moins volumineux, sa surface est moins rouge. Les petites plaies qui ont succédé aux phlyctènes continuent à suppurer.

18. — La lymphangite a presque disparu, l'œdème du membre inférieur n'existe plus. L'état général est excellent, il n'existe plus que de l'empâtement dans la région prérotulienne. Les petites plaies ne donnent plus de pus.

Les jours suivants, sans autre traitement que le repos et l'emploi du spray phéniqué, l'empâtement diminue peu à peu, le liquide de l'hygroma se résorbe et, le 25, le malade, entièrement guéri de son hygroma et de la complication, demande son exeat.

Observation VI

Anthrax volumineux de la région lombaire. — Traitement par le spray phéniqué. — Atténuation des symptômes, sans que la marche normale de la lésion soit en rien modifiée.

Gont... (Firmin), âgé de cinquante-huit ans, cultivateur, entre le 10 septembre à l'hôpital St-Éloi (n° 47 de la salle St-Éloi, dans le service de M. le professeur agrégé Forgue), pour une fracture compliquée de la jambe droite et une plaie volumineuse du genou, accidents survenus en aidant à charger une charrette. La fracture est comminutive ; on retire par la plaie qui existe à son niveau un certain nombre d'esquilles, puis, après nettoyage antiseptique, les plaies sont suturées et le membre immobilisé.

2 octobre. — Le malade se plaint d'une douleur qu'il éprouve depuis deux jours dans la région lombaire du côté droit. On constate à ce niveau l'existence d'un placard rouge, empâté, induré, à peu près circulaire, de douze centimètres de diamètre ; dans la partie centrale, la rougeur est plus vive ; au centre même se trouve un point noirâtre de nécrose entouré de trois ou quatre petits points blanchâtres. L'état général est bon, il n'y a pas de fièvre ; pas de sucre dans les urines.

M. Forgue prescrit le spray phéniqué, deux séances par jour, l'une de deux heures, l'autre de trois.

Les jours suivants, l'anthrax augmente de volume ; le 4, il a 12 centimètres dans le sens transversal et 10 dans le sens vertical ; le 5, 16 centim. sur 12. Avec cela le malade souffre beaucoup moins qu'avant les pulvérisations ; l'état général reste bon.

6. — Après quatre jours de pulvérisations, la surface de l'anthrax a 17 centimètres de diamètre transversal et 12 centimètres de diamètre vertical ; la rougeur et l'empâtement n'ont pas diminué ; la suppuration commence ; un certain nombre de bourbillons apparaissent à travers une série d'orifices dont la surface de l'anthrax est criblée. Les phénomènes douloureux seuls ont été atténués.

5

Le traitement chirurgical s'impose. M. Forgue trace au thermo-cautère, sur la partie la plus saillante de l'anthrax, une étoile à sept branches, évacue les bourbillons à la curette et, après un sérieux lavage antiseptique, panse le malade à l'iodoforme.

La douleur est assez violente pendant les quarante-huit heures qui suivent, puis elle diminue aussitôt que l'anthrax cesse de s'étendre.

7. — L'anthrax continue à s'accroître et atteint ses dimensions maxima (18 centim. et 12 centim.).

8. — Il reste stationnaire et commence à décroître le 9.

14. — Les deux principales dimensions sont : 10 centimètres et 8 centimètres et demi; la douleur est nulle, l'induration a considérablement diminué tout autour des cratères.

Un mois après, le 14 novembre, quelques bourgeons charnus un peu exubérants restent seuls à cicatriser.

Observation VII

Epithélioma de la racine de la verge. — Vaste ulcération à suppuration abondante et fétide. — Pulvérisations phéniquées prolongées.—Action nulle sur l'ulcération, mais disparition de l'odeur fétide et des douleurs.

Lauz....(Jean), cinquante-huit ans, entre, au mois d'octobre 1888, au nᵒ 4 de la salle Saint-Éloi, dans le service de M. Forgue.

L'affection pour laquelle il vient se faire soigner a débuté, en 1886, par une petite plaque rouge à la face profonde de la muqueuse préputiale. Pendant deux ans, l'état est resté stationnaire; puis la plaque a pris de l'extension, s'est tuméfiée et a envahi le gland.

Le 15 février 1888, le malade entre à l'hôpital de Constantine (Algérie); la plaie, pansée à l'iodoforme, continue à s'étendre. On la cautérise alors à l'acide chlorhydrique (?): la verge se tuméfie aussitôt dans sa totalité et, malgré des applications de tous genres, se gangrène en quelques jours.

Le 20 mars, la verge est amputée à 1 centimètre environ du pubis;

la plaie est pansée avec une poudre composée de quinquina, charbon et camphre.

Après cette intervention, l'état continue à s'aggraver : il se forme tout autour du moignon qui représente la verge un ulcère profond et anfractueux, grossièrement circulaire, qui s'accroît peu à peu en étendue et en profondeur. Le malade quitte alors l'Afrique pour venir se faire soigner en France.

On constate à son entrée l'état suivant : un vaste ulcère occupe la région du mont de Vénus ; du fond de la plaie émerge un conduit blanchâtre et induré, d'un centimètre de longueur : c'est tout ce qui reste de l'urèthre. La cavité ulcéreuse, qui mesure 6 centimètres de diamètre et 2 de profondeur, est tapissée par des bourgeons charnus pâles, durs et volumineux ; elle est anfractueuse et irrégulière, et sécrète abondamment une sanie d'odeur insupportable. Le pourtour de l'ulcère, dont les bords sont déchiquetés, est rougeâtre et induré ; il existe dans l'aine des ganglions durs et peu volumineux. Les douleurs sont vives ; le malade souffre spontanément ; quant à la douleur provoquée par la pression, elle n'existe guère qu'à la partie droite du pourtour de la plaie. L'état général est assez bon ; toutes les fonctions s'accomplissent régulièrement.

M. Forgue prescrit les pulvérisations phéniquées trois ou quatre heures par jour.

Dès le début des pulvérisations, les douleurs se calment partiellement ; le fond de l'ulcère prend une teinte blanchâtre uniforme et l'odeur infecte qu'exhalait la plaie disparaît.

Au bout de quelques jours, le malade n'éprouvant aucun bénéfice des pulvérisations au point de vue de la marche de la lésion, se fatigue du spray et prétend que les vapeurs le refroidissent. On remplace les pulvérisations par une solution saturée de chlorate de potasse dont le patient imbibe fréquemment des compresses qu'il applique sur la plaie. Dès le second ou le troisième jour, les sécrétions deviennent de nouveau fortement odorantes, les douleurs reparaissent et le malade demande sa sortie.

Observation VIII

Phlegmon et sphacèle étendu de la face dorsale du gros orteil gauche. — Disparition de la fétidité et élimination facile de l'eschare sous l'influence des pulvérisations phéniquées.

Val....(Henri), âgé de cinquante-deux ans, entre le 1er octobre 1888 dans le service de M. Forgue (n° 6, salle Saint-Éloi).

Il présente un état général mauvais et un sphacèle étendu de la face dorsale du gros orteil gauche ; il existe en outre une ulcération du même orteil à la face plantaire. L'eschare est adhérente et sécrète un liquide abondant, d'une odeur repoussante. Tout autour les tissus sont rouges, tuméfiés et douloureux. L'articulation métatarso-phalangienne est ouverte, les os sont nécrosés. Cet état, qui date d'une huitaine de jours et ne reconnaît pas de cause appréciable, n'a été précédé d'aucun état morbide de l'orteil ; tout au plus le malade raconte-t-il qu'il y a huit ans, il a éprouvé une atteinte de rhumatisme dans le membre inférieur du même côté.

Dès le lendemain de son arrivée, M. Forgue prescrit la pulvérisation phéniquée (deux séances par jour de deux heures chacune). En deux jours la plaie perd toute odeur, la rougeur diminue, les douleurs disparaissent, puis l'eschare s'élimine sans phénomènes d'infection et, le 12, M. Forgue trouve les tissus du voisinage en assez bon état pour pratiquer l'amputation.

§ II. — ÉTUDE CRITIQUE

Il faut distinguer, semble-t-il, dans le mécanisme intime de l'action des pulvérisations phéniquées une double influence :

1° Une action tenant à la nature de l'agent chimique employé ;

2° Une part appartenant au mode d'application du spray.

I. *Acide phénique.* — L'acide phénique, quel que soit son mode d'application, possède une action générale et une action locale.

L'action générale de l'acide phénique tient à l'absorption de la substance et à sa pénétration dans le torrent circulatoire. Ce qui le prouve, c'est la coloration brune, noirâtre du sang et son incoagulabilité dans les cas d'empoisonnement par le phénol et les déformations globulaires signalées par Gubler et Ramonet. Ce qui le prouve également, c'est la coloration foncée des urines chez les personnes qui font usage de l'acide phénique à l'intérieur et surtout en applications extérieures, coloration que Vallin (1) a constatée dans un cas après un seul lavage d'un ulcère avec une solution phéniquée à 1 pour 200.

A cette véhiculation du phénol dans tout l'organisme par l'intermédiaire de la circulation se rattachent, au point de vue thérapeutique, l'action de cet agent sur la température, démontrée par Menville et Desplats, et les notions d'antisepsie médicale qui l'ont fait utiliser à l'intérieur dans un grand nombre de maladies internes (fièvre typhoïde (2), variole, fièvres intermittentes, pustule maligne, érysipèle).

(1) Vallin, *Traité d'antisepsie*, 1882, p. 160.

(2) Pécholier, *Acad. sc.* 1869. — Pécholier et Brousse, art. ACIDE PHÉNIQUE du *Dict. encycl.*

Localement, l'acide phénique a une triple action : il est antiseptique, anesthésique et antiprurigineux.

1° Béchamp (1), le premier, a signalé l'action de l'acide phénique sur les organismes inférieurs et la suspension, sous son influence, de la fermentation du sucre de canne. Pendant longtemps, la constatation de cette propriété valut à l'agent qui nous occupe une vogue immense et exclusive, surtout après les travaux mémorables de Lister. Miquel, à la suite d'expériences nombreuses, réalisées à Montsouris, remplaça le phénol, sur le piédestal de l'antisepsie, par les sels d'argent et de mercure. Depuis lors, la valeur antiseptique de l'acide phénique a été fortement battue en brèche ; certains auteurs, de nos jours encore, attribuent les heureux effets des solutions phéniquées sur la marche des plaies à la coagulation des albuminoïdes qu'il produit à leur surface.

Baxter, cité par Vallin, établit l'insuffisance d'action de l'acide phénique en solution inférieure à 2 pour 100 sur la prolification du virus vaccinal. Dougall (2) va plus loin : pour lui, l'acide phénique se borne à suspendre le pouvoir infectant des micro-organismes, mais ne le détruit pas. Braidwood et Vacher (3) adoptent cette opinion à plusieurs années d'intervalle,

Davaine, se plaçant au point de vue spécial du vibrion septique et de la bactéridie charbonneuse, établit que le premier, à son minimum d'inoculabilité, est détruit par l'addition à la culture d'une solution phéniquée à 0,50 p. 100 ; la virulence de la bactéridie ne résiste pas à la solution à 1 p. 100. Dreyer (4) confirme ses expériences à l'endroit du vibrion septique.

Rappelons ici quelques expériences *in vitro* relativement récentes : Sternberg recherche l'action des vapeurs phéniquées sur les milieux

(1) Béchamp, *Annales de physique et de chimie*, 1854 ; *Journal de physiologie*, 1858, t. I, p. 428 ; *Montpellier médical*, 1875-1876.

(2) Dougall, *Carbolic and zymotic Diseases* (*Lancet*, 30 août 1873, p. 295).

(3) *British med. Journal*, 1880-1882.

(4) Dreyer, *Arch. f. exper. Pathol.*, 1874, t. II, pp. 150-182.

de culture. Il humecte de quelques gouttes d'acide phénique un petit
chiffon qu'il suspend au milieu d'une caisse en bois de la contenance
de 10 centimètres cubes, où se trouvent des verres de montre renfermant un bouillon de viande chargé de bactéries. Les bactéries restent
définitivement immobiles au bout de vingt minutes, si l'on emploie
VIII gouttes d'acide phénique; d'une heure, si l'on en emploie V gouttes; d'une heure dix minutes, si l'on en emploie III gouttes.

Gosselin et Bergeron (*Académie des sciences*, 29 septembre 1879;
Archives de médecine, janvier 1881) démontrent qu'en ajoutant VI gouttes de solution phéniquée à 5 pour 100 dans un tube renfermant 1 gr.
de sang frais, aucune trace de putréfaction ne se manifeste au bout de
trente jours.

Jalan de la Croix conclut de cinquante-quatre expériences que, pour
empêcher les bactéries de se développer dans du jus de viande aseptique
que où l'on introduit deux gouttes de jus fourmillant de bactéries, il
faut ajouter une dose d'acide phénique égale à 1 pour 669 du volume
total; mais pour que quelques gouttes de ce liquide ainsi désinfecté,
portées dans un milieu de culture approprié, ne soient plus capables de
reproduire des bactéries, il faut qu'elles aient sùbi l'action d'une solution phéniquée à 1 p. 22, soit environ 5 p. 100.

Nous n'en finirions pas, si nous voulions rapporter toutes les opinions émises sur la valeur antiseptique de l'acide phénique. Un auteur
éminemment impartial et consciencieux, Vallin, l'apprécie comme il
suit : « L'acide phénique ne mérite ni l'excès de bien, ni l'excès de
mal qu'on en a dit; c'est en somme un assez bon antiseptique. »

2° L'action anesthésique de l'acide phénique ne peut donner lieu à
aucune discussion. Tous les chirurgiens et leurs aides ont eu l'occasion, après une immersion, même passagère, dans une solution phéniquée, d'éprouver dans les doigts des fourmillements désagréables et
même de ressentir, à la suite d'une immersion un peu prolongée, une
gène manifeste dans la perception ou le maniement des objets. An-
drew Smith a fait l'expérience suivante: Il s'est badigeonné l'avant-
bras avec une solution d'acide phénique à 85 p. 100; pendant une mi-

nute, il a éprouvé une sensation de brûlure, puis la peau est devenue insensible, plissée et blanchâtre, et il a pu pratiquer lui-même, sans aucune douleur, une incision profonde dans les téguments.

L'acide phénique est enfin un bon topique à mettre en usage contre le prurit. Rigaut (1) l'a préconisé dans certaines affections prurigineuses de la peau, et Frissard (2), combinant cette action avec ses propriétés parasiticides, le recommande dans le traitement de la gale.

II. *Spray*. — A côté de la triple action locale et des effets généraux dont jouit l'acide phénique, en tant que substance chimique, et indépendamment de son mode d'application (solution aqueuse ou alcoolique, vapeurs, injection, etc.), il nous semble qu'on doit faire une part à l'action propre du spray, à la vapeur d'eau tiède elle-même.

C'est ici, croyons-nous, qu'il convient de placer la description des appareils utilisés pour les pulvérisations.

Au début, Lister, qui employait le spray pendant toute la durée des opérations et pendant les pansements, faisait pulvériser l'eau phéniquée tiède, avec un appareil de Richardson. En présence des nombreux inconvénients que présentait ce dernier, il imagina le sien : « Le pulvérisateur de Lister se compose d'une chaudière à vapeur avec soupape de sûreté, dont un tube d'échappement est muni d'un ajutage pour la pulvérisation. Comme dans presque tous les appareils à vapeur, la pulvérisation est produite par deux tubes se rencontrant angulairement. Le tube supérieur apporte un jet de vapeur qui frappe sur l'inférieur, et le liquide aspiré dans un réservoir se brise sur les lèvres d'un petit ajutage très-fin ; mais, tandis que dans les autres pulvérisateurs ces tubes se rencontrent à angle droit, ceux-ci se rencontrent à angle aigu, disposition regardée comme très-importante par Lister (3). »

L'appareil peut avoir un ou deux becs ; il est chauffé par une lampe

(1) Rigaut, Thèse de Paris, 1879, n° 222.
(2) Frissard, Thèse de Paris, 1880, n° 376.
(3) *Dict. encycl.*, art. PANSEMENT.

à alcool que l'on peut remplacer par un appareil à gaz ; on y pulvérise des solutions phéniquées à 1 p. 20 ou 1 p. 30.

L'inconvénient de cet appareil consiste souvent dans le peu de durée de son fonctionnement; quand tout le liquide qu'il renferme est pulvérisé, il faut éteindre la lampe et charger de nouveau la marmite.

Les Anglais emploient beaucoup l'appareil de Nathens, qui peut fonctionner pendant des journées entières, grâce à un mécanisme de pompe aspirante et foulante qui permet d'y injecter de l'eau au fur et à mesure des besoins.

En France, on se sert dans presque toutes les cliniques du pulvérisateur de Lucas-Championnière, dont la description est donnée par l'auteur (1) dans son *Traité de chirurgie :*

« La forme diffère sensiblement de celui du professeur Lister ; j'ai choisi un réservoir sphérique comme plus facile à échauffer et plus solide. Comme tous les pulvérisateurs, il est constitué par une chaudière chauffée par une lampe à alcool. La chaudière sphérique présente à sa partie supérieure une sorte d'entonnoir qui permet de voir quand on a rempli la chaudière pour la préparer. L'emploi d'un entonnoir mobile est inutile. Une soupape de sûreté. Deux tubes pour la sortie de la vapeur, qui sont mobiles de haut en bas et de bas en haut, pour permettre de diriger le jet. Ces deux tubes n'ont pas de robinet ; par un mécanisme très-simple, ils se ferment d'eux-mêmes quand on les relève fortement en haut. Ces deux tubes rencontrent, sous un angle aigu, les deux tubes par lesquels se fait l'aspiration du liquide phéniqué placé dans le vase extérieur. Le liquide monte dans les tubes plongeurs, filtre par une petite éponge à leur partie inférieure, puis il est brisé par le courant de vapeur sur l'orifice étroit par lequel il est obligé de passer.

« La pulvérisation est très-fine, ne mouille pas comme la plupart des autres appareils et couvre un espace considérable. En adaptant deux tubes de pulvérisation, on n'est pas exposé à voir interrompre

(1) Lucas-Championnière, *Chirurgie antiseptique,* 1880.

6

le nuage par l'obstruction de l'un des tubes. L'appareil, avec la chaudière pleine, marche plus de deux heures sans interruption avec une
faible pression. Il n'est pas très-lourd, quoique ayant une assise suffisante. La lampe à alcool présente une disposition particulière de la
mèche, engainée dans deux tubes métalliques, telle qu'on peut aug-
menter ou diminuer la flamme à volonté. Cela est important, parce que,
lorsque les robinets sont fermés, on peut chauffer très-peu, seulement
pour entretenir la pression. La lampe se remplit sur le côté.

» Pour l'usage quotidien, après avoir rempli la chaudière d'eau
chaude, le vase antérieur d'eau phéniquée, on visse le bouchon et on
allume la lampe. On surveille et on attend pour abaisser le bec de pulvérisation que l'appareil soit bien en pression, qu'il soit même à une
pression plus élevée qu'il n'est nécessaire, sans quoi elle baisse trop
rapidement et le jet est médiocre.

» Si l'on attend longtemps pour utiliser l'appareil lorsque la pression
est très-élevée, on abaisse la mèche de la lampe quelques instants, puis
on la relève quelques minutes plus tard. Ordinairement, pour que le
jet de vapeur pulvérise bien, il faut qu'il ait une coloration bleue ca-
ractéristique. On doit s'assurer, en le pinçant, que le tube en caoutchouc pour l'aspiration de l'acide phénique fonctionne bien. On surveil-
lera l'appareil pour bien l'entretenir de liquide à pulvériser versé dans
le vase antérieur.

» Si l'appareil venait à ne plus donner de vapeur, il faudrait s'em-
presser de l'éteindre pour ne pas brûler la chaudière ; du reste, en le
soulevant, avec un peu d'expérience, on s'aperçoit fort bien, au poids,
que la chaudière ne renferme presque plus de liquide, et, dès ce moment, il est sage de le renouveler. Pour cela, la lampe étant éteinte, on
lâche la vapeur par la soupape et les deux tubes abaissés. Lorsque
cela est fait, on dévisse le bouchon sans risquer de se brûler. On verse
alors dans la chaudière de l'eau chaude ; on évite, par là, d'abîmer la
chaudière, la mise en pression se fait beaucoup plus vite et la con-
sommation d'alcool est moindre.

» Quand l'appareil a fonctionné, il est bon de vider complétement la chaudière pour qu'on sache exactement la quantité d'eau à mettre pour la séance suivante. La chaudière contient environ un litre d'eau, la lampe un demi-litre d'alcool. Si l'on n'a qu'un pansement court à faire, il suffit de remplir la chaudière au quart ou à moitié, le chauffage est bien plus rapide. »

En 1883, Dupont a présenté à l'Académie de médecine un pulvérisateur à gaz fonctionnant à froid, d'une façon automatique. L'appareil est divisé en deux compartiments communiquant entre eux à la partie supérieure et renfermant : l'un, de l'eau phéniquée à 1 p. 20; l'autre, un mélange d'acide tartrique et de bicarbonate de soude sur lequel on verse de l'eau au moment de faire fonctionner l'appareil. Le nuage phéniqué fourni par cet instrument a deux inconvénients majeurs : il mouille trop et refroidit le malade.

L'instrumentation et le fonctionnement du pulvérisateur étant connus, quelle peut être l'action sur la plaie des vapeurs projetées à distance? Mikulicz (1), qui a consacré d'ingénieuses expériences à l'étude de l'action mécanique du spray sur une plaie, a tiré de ses recherches les conclusions snivantes :

I. Partout où le liquide est lancé par un appareil à pulvérisation, ce liquide entraîne avec lui les poussières de l'air.

II. La quantité de poussière abattue par la pluie du spray est en rapport direct avec la quantité du liquide dépensé.

De la sorte, sous l'influence du spray, il tombe sur la plaie plus de germes qu'il ne s'en serait déposé sans lui; mais ces germes ont deux bonnes raisons pour ne pas exercer de ravages: d'abord, la substance antiseptique suspend ou ralentit tout au moins leur vitalité; en second lieu, la condensation des vapeurs au niveau de la plaie établit un petit courant liquide sur les parties déclives, grâce auquel la plaie est continuellement irriguée et grâce auquel aussi une partie des germes aériens tombés se trouve entièrement emportée (2).

(1) Mikulicz, *Zur sprayfrage Langenbeck Arch. für Chir.*, XXV, 4.
(2) Cotton, *loc. cit.*

Watson (1) conclut également que le spray purifie l'air, et surtout dépose à la surface de la plaie et sur tous les corps environnants une couche de liquide antiseptique qui imprègne forcément les germes et les tue : « S'il n'empêche pas la putréfaction de se produire, il l'arrête du moins pendant un temps variable. »

Les vapeurs phéniquées projetées sous pression et possédant une force d'impulsion considérable pénètrent facilement dans les anfractuosités les plus profondes d'une plaie ; cette force de pénétration est telle que M. Verneuil ne répugne nullement à admettre une effraction de la peau intacte par les produits de la pulvérisation.

Les produits de sécrétion ou de microbiose qui se trouvent à la surface des plaies sont rapidement entraînés par le courant de vapeurs et la détersion des ulcères ne tarde pas à se produire.

Enfin, il est une dernière et importante action du spray, qui ressort nettement des récentes expériences de M. Nicaise : c'est l'action antiphlogistique.

M. Nicaise (2) a eu l'idée de prendre la température du cône de vapeur à diverses distances du bec du pulvérisateur ; il a constaté de la sorte que la température du nuage phéniqué est de 21° à 25 centimètres de l'appareil, de 15° à 50 centimètres, etc. Les vapeurs projetées exercent donc sur la partie qui est soumise à leur influence une action réfrigérante qui doit aider à combattre l'inflammation.

Nous pouvons dire, en résumé, que les pulvérisations phéniquées agissent :

1° Par l'acide phénique : action antiphlogistique générale, actions locales antiseptique, anesthésique, antiprurigineuse ;

2° Par le spray : force de pénétration et action antiphlogistique locale des vapeurs.

Il nous est facile d'en déduire les indications de la méthode.

(1) Watson, *A contribution to the study of the action of the carbolized spray in the antiseptic treatment of wounds*, LXXX, 419, 1880.

(2) Nicaise, *Acad. de médecine*, 7 août 1888 ; *Revue de chirurgie*, septembre, 1888.

Le spray sera indiqué dans le traitement des plaies, toutes les fois que l'on ne pourra recourir au pansement occlusif prolongé. Celui-ci, lorsqu'il est praticable, restera la méthode de choix, la méthode idéale ; mais il est des circonstances où l'on ne peut rationnellement y songer : quand une plaie suppure secondairement, surtout si elle est profonde et anfractueuse, le pansement sec donne des résultats médiocres ; quand, au cours d'une opération, on ne peut réaliser une antisepsie suffisante, la réunion immédiate est contre-indiquée. Lorsqu'une plaie siége dans une région où il est impossible de maintenir au contact constant des poudres antiseptiques, où elle est exposée à des infections d'ordres divers (anus, vulve, périnée, Obs. III), il est nécessaire de la débarrasser fréquemment des produits de sécrétion qui la souillent et de détruire sur place les agents d'infection.

La pulvérisation phéniquée répond à tous ces desiderata. Nous reconnaissons qu'à côté d'elle, l'usage du bain antiseptique continu mérite une mention des plus honorables ; nous accordons même, dans certains cas spéciaux, la supériorité au bain continu, qui nécessite moins de manipulations et possède sur le spray l'avantage d'une continuité parfaite ; mais à quelle catégorie de cas est-il applicable ? Aux lésions du membre supérieur seulement. Certainement on a imaginé des appareils qui en permettent l'application aux diverses régions de la surface du corps ; mais le fonctionnement de tous ces appareils est défectueux, et dès lors la rigueur, si avantageuse, du traitement par l'eau perd sa perfection.

Certains symptômes constituent encore des indications de l'emploi du spray ; au premier rang, nous citerons la douleur. Une plaie douloureuse est éminemment justiciable de la pulvérisation phéniquée ; l'action anesthésique de l'acide phénique s'ajoute à l'effet antiseptique pour combattre cet élément, indication sur laquelle insiste tout particulièrement M. Lucas-Championnière (1). Les brûlures, dont la douleur est un élément constitutif important, ressortissent naturellement

(1) Lucas-Championnière, *loc. cit.*, p. 257.

de la méthode, M. Boyt (1) insiste avec raison dans sa thèse inaugurale sur l'utilité des applications phéniquées dans le traitement des
brûlures. Nous avons vu, dans l'historique, que M. Verneuil avait
déjà signalé cette indication. Sous l'influence des pulvérisations prolongées, la douleur se calme et l'eschare s'élimine rapidement. Nous-
même avons noté dans toutes nos observations un soulagement im-
médiat chez tous les malades traités par le spray. Le malade atteint
d'un énorme anthrax de la région lombaire (Obs. VI), s'il n'a éprouvé
aucun bénéfice des pulvérisations au point de vue de la marche de sa
lésion, a bénéficié néanmoins d'un notable soulagement, dès l'intervention du spray.

La fétidité d'une plaie constitue aussi une indication du spray. La
plupart du temps, dans ce cas, l'indication est fournie par un élément
plus important. Mais il est des circonstances où la fétidité seule impose
le choix de la méthode : certains épithéliomas inopérables, à sécrétion
très-odorante, dans lesquels aucune intervention ne peut enrayer la
marche de la maladie, sont justiciables de la pulvérisation phéniquée,
qui débarrasse le malade et ceux qui l'entourent de l'horrible symp-
tôme, témoignage perpétuel de l'incurabilité de sa lésion (Obs. VII).

D'autres fois, l'intervention du spray permet d'attendre, sans être
trop incommodé, l'élimination spontanée d'une eschare fétide encore
adhérente (Obs. VIII).

Le prurit des plaies, quoique plus rare, fournit aussi une indication.

Enfin, certaines complications des plaies (l'érysipèle, le phlegmon,
la lymphangite) sont aussi tributaires de la méthode. Verneuil a, le
premier, signalé cette indication en 1882, au Congrès de Séville. En
1883, il apportait à la Société anatomique l'observation d'un malade
atteint d'un érysipèle grave de la face, chez lequel, grâce aux pulvérisations, il avait vu, en vingt-quatre heures, l'oreille se dégonfler
entièrement et la température descendre à 38°. « Jamais, dit-il, je
n'avais vu un érysipèle de la face et du cuir chevelu évoluer avec tant

(1) Boyt, Thèse de Paris, 1878, n° 231.

de rapidité. » Son élève Charles cite, dans sa thèse, 5 cas analogues, dans lesquels l'évolution de la maladie a été rapide et les phénomènes graves ont promptement disparu. Plusieurs de nos faits (Obs. I, II, IV, V) sont également démonstratifs sous ce rapport.

A côté de ces indications générales, divers auteurs ont trouvé et publié des indications spéciales de la méthode. M. Galezowski (1) en a fait l'application dans certaines affections oculaires, et en particulier dans l'irido-kératite suppurée consécutive à l'opération de la cataracte ; M. Sedan (2) la préconise dans diverses affections palpébrales, etc.

Quant à l'utilité, affirmée par M. Verneuil et combattue par ses éminents contradicteurs, des pulvérisations phéniquées dans le traitement du furoncle et de l'anthrax, c'est là une question encore pendante sur laquelle on nous permettra de ne pas nous prononcer. Nous nous sommes borné à rapporter consciencieusement tous les éléments de la question.

Quoi qu'il en soit de cette dernière indication, nous croyons avoir suffisamment établi les avantages des pulvérisations phéniquées dans nombre de cas chirurgicaux, pour pouvoir conclure à une importance toute spéciale de ce moyen thérapeutique et ne pouvoir en aucune façon souscrire à l'opinion de Sabatier (3) : « En ce qui concerne les pulvérisations, leur rôle minime, sinon tout à fait inutile, paraît aujourd'hui prouvé, et les bénéfices que l'on peut en retirer ne compensent pas leurs désavantages. »

Quels sont donc les désavantages auxquels cet auteur fait allusion ? A notre connaissance, on a invoqué contre les pulvérisations :

1° La difficulté de se procurer dans la pratique un pulvérisateur. Or les progrès de l'industrie réalisent aujourd'hui des instruments d'un petit volume, peu encombrants et peu onéreux.

_____

(1) Galezowski, *Gaz. hebd. de Paris,* 1882, p. 360.

(2) Sedan, *Recueil d'ophthalmologie,* 1888 (*Union médicale,* 11 octobre 1888).

(3) Sabatier, Thèse d'agrégation 1883 : *des Méthodes antiseptiques chez les anciens et les modernes.*

2° Les refroidissements et les complications pulmonaires auxquels le spray expose les malades. Nous verrons dans un instant que, moyennant certaines précautions indiquées par Verneuil, cette objection est toute théorique.

3° L'irritation locale due au contact prolongé des vapeurs phéniquées avec les tissus. Cette objection est plus théorique encore que la précédente et fondée seulement sur des analogies. Nous n'avons trouvé nulle part d'observation d'érythème phéniqué dépendant de l'application du spray; Chevassus (1), dans sa thèse sur *Quelques Accidents survenus dans le pansement des plaies*, n'en cite pas un seul ; M. Verneuil n'en rapporte pas d'exemple et Charles déclare n'en avoir jamais observé. Aucune de nos observations n'en fait mention. Il suffit d'ailleurs, pour éviter les accidents, de faire usage de solutions phéniquées peu concentrées et d'y ajouter une certaine quantité d'alcool qui dissout parfaitement le phénol et empêche les gouttelettes d'acide phénique d'être projetées sur les tissus.

M. Verneuil conseille l'usage des précautions suivantes: ne découvrir, au moment de la pulvérisation, que la région malade ; protéger les parties voisines au moyen d'un tissu imperméable; suspendre verticalement une toile en travers du lit, pour soustraire complétement à l'action des vapeurs la plus grande surface du corps qu'il sera possible. Le titre de la solution phéniquée pourra varier de 1 à 2 p. 100. On rapprochera plus ou moins le pulvérisateur suivant que l'on désirera obtenir des vapeurs plus ou moins concentrées (Ludwig, Mickulicz) ou plus ou moins chaudes (Nicaise). Enfin la durée de la pulvérisation variera suivant les effets que l'on recherche, la gravité du cas et la phase de la lésion. Dans l'intervalle des pulvérisations, des compresses trempées dans une solution phéniquée à 2 p. 100 seront appliquées sur la partie malade.

Comme nous l'avons dit dans notre introduction, nous n'avons voulu parler ici que du *spray phéniqué*, c'était le seul but de notre travail.

(1) Chevassus, Thèse de Paris, 1881, n° 410.

Mais, avant de terminer cette étude, nous croyons devoir ajouter que, dans certains cas spéciaux, par exemple : pour les tout jeunes enfants ; les personnes que l'odeur, parfois si insupportable de l'acide phénique, pourrait incommoder ; pour certaines régions telles que la face, surtout si la lésion siége au voisinage de l'œil ; pour les personnes dont les reins fonctionnent mal et qui, par là même, sont plus sujettes à l'intoxication phéniquée, il serait bon de recourir aux pulvérisations de thymol, d'eucalyptol, d'acide borique, de sublimé, en un mot de tout autre antiseptique qui pourrait être mieux supporté par le malade.

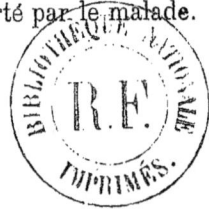

CONCLUSIONS

I. Le spray phéniqué convient au traitement des plaies suppurantes, profondes et anfractueuses, auxquelles le bain continu antiseptique n'est pas applicable. Les plaies douloureuses ou fétides en sont justiciables. Il donne de brillants résultats dans la thérapeutique de certaines complications des plaies (érysipèle, phlegmon, lymphangite). M. Verneuil l'applique également au traitement du furoncle et de l'anthrax.

II. Les séances de pulvérisation doivent être prolongées et répétées plusieurs fois dans la journée. On doit se servir d'une solution faible d'acide phénique (1 à 2 p. 100) et prendre certaines précautions pour éviter le refroidissement du malade.

III. Le spray phéniqué agit à la fois par l'acide phénique qu'il projette (antiseptique et anesthésique), par la température et la force de propulsion des vapeurs qui le constituent (antiphlogistique et détersif).

www.ingramcontent.com/pod-product-compliance
Lightning Source LLC
Chambersburg PA
CBHW032310210326
41520CB00047B/2718